Leo Angart

Gesunde Augen trotz Computer

Leo Angart

Gesunde Augen trotz Computer

Wie man Sehproblemen vorbeugt und die Augen trainiert

Aus dem Englischen von Eva Maria Spitzer

herbig

Die in diesem Buch vorgestellten Übungen sind von Autor und Verlag sorgfältig geprüft und haben sich in der Praxis bewährt. Dennoch kann keine Garantie für das Ergebnis der Übungen übernommen werden. Jegliche Haftung des Autors bzw. des Verlages und seiner Beauftragten für Gesundheits- sowie Personenschäden bzw. den Nichteintritt des Erfolges ist ausgeschlossen.
Weitere Informationen zu Leo Angarts Arbeit und Workshops finden Sie unter: www.vision-training.com/de und https://onlineaugentraining.de
Unter: http://vision-training.com/d/Downloads.html lassen sich die Sehtafeln zum Üben herunterladen.

MIX
Papier aus verantwortungsvollen Quellen
FSC® C084279
www.fsc.org

Umschlaggestaltung von Studio LZ, Stuttgart
unter Verwendung einer Abbildung von Shutterstock

Mit 21 Farb- und 9 Schwarzweißzeichnungen.

Unser gesamtes Programm finden Sie unter **herbig.net**

Gedruckt auf chlorfrei gebleichtem Papier

Neuausgabe 2019

ISBN 978-3-7766-2854-8
Auszug aus der Originalausgabe »Gesund am Computer«, © 2005 nymphenburger in der F. A. Herbig Verlagsbuchhandlung GmbH, München
Illustrationen: © 2005 Asuka Komai
Foto Seite 56: Litto SI
Satz: Walter Typografie & Grafik GmbH, Würzburg
Druck und Binden: Print Consult GmbH, München
Printed in the EU

Inhalt

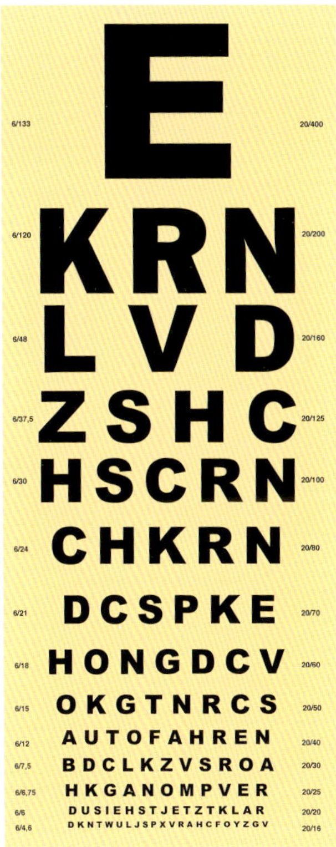
E
KRN
LVD
ZSHC
HSCRN
CHKRN
DCSPKE
HONGDCV
OKGTNRCS
AUTOFAHREN
BDCLKZVSROA
HKGANOMPVER
DUSIEHSTJETZTKLAR
DKNTWULJSPXVRAHCFOYZGV

Wie Computerarbeit die Augen beeinflusst

Computer sind ein faszinierendes Arbeitsinstrument. Die unglaublich rasante Entwicklung der Computer-Technologie hat dazu geführt, dass in vielen Bereichen Arbeitsplätze ohne Computer undenkbar geworden sind. Mit der Zeit entdeckte man jedoch nicht nur Vorteile und Nutzen des Computers, sondern auch, welche Auswirkungen Computerarbeit auf unseren Körper hat.

Die Arbeit am Computer hat viele negative Auswirkungen

Das American National Institute for Occupational Safety and Health (NIOSH) schätzt, dass 80 Prozent der Menschen, die drei oder mehr Stunden pro Tag am Bildschirm verbringen, an Erschöpfung durch Computerarbeit leiden. Wenn Sie jeden Tag stundenlang am Computer sitzen, kennen Sie höchstwahrscheinlich einige dieser Symptome:

- Kopfschmerzen
- Verlust des Fokussiervermögens
- Brennende und müde Augen
- Doppeltsehen
- Verschwommensehen

Computerhersteller und auch staatliche Gesundheitsstellen behaupten, dass Computerarbeit den Augen nicht schadet. Es besteht die Vorstellung, man müsse einfach die Tatsache akzeptieren, dass sich das Sehvermögen verschlechtert. Normalerweise wird das Problem mit einer Brille gelöst, doch wir alle wissen, dass Brillengläser nur korrigieren und absolut keinen Einfluss auf das Sehvermögen haben.

Sehtraining hingegen zielt darauf ab, die normale Sehkraft wieder herzustellen, statt Sehschwäche einfach mit einer Brille zu korrigieren. Um bei extensiver Computerarbeit viel erreichen zu können, sind gute Sehgewohnheiten ebenso wichtig wie die richtige Körperhaltung und optimierte Arbeitsprozesse.

Mit Sehtraining zurück zur natürlichen Sehkraft

Unsere Augen reagieren gut auf Gedrucktes, das über wohldefinierte Schriftkanten und ausreichend Kontrast zum Hintergrund verfügt. Zeichen auf einem analogen Bildschirm haben keine scharf begrenzten Kanten – sie sind in ihrem Zentrum am dichtesten und nehmen zu den Rändern hin an Schärfe ab. Unsere Augen müssen sich dabei mehr anstrengen, um den Fokus beizubehalten.

Die Arbeit am Computer zwingt Ihre Augen dazu, den Fokus lange Zeit auf einen sehr engen Bereich gerichtet zu halten – dieser beschränkt sich auf den Abstand zwischen Ihrem Bildschirm und Ihrer Vorlage und möglicherweise Ihrer Tastatur, je nachdem, wie gut Sie tippen können. Diese Einengung des

Fokus führt zu einer leichten Verkrampfung Ihrer Augenmuskeln, zu einem sogenannten Akkommodationskrampf. Der typische Effekt ist, dass Sie verschwommen sehen, wenn Sie Ihre Augen auf einen Gegenstand in der Ferne richten.

Die Augen brauchen Zeit, um sich zu erholen

Untersuchungen zeigen, dass die Augen einige Stunden Zeit brauchen, um sich von den Auswirkungen dieser Anstrengung zu erholen. Wenn der Zustand permanent wird, führt dies allmählich zu Kurzsichtigkeit. Mit anderen Worten: Es besteht ein Mangel an Flexibilität. Die intensiven Nahblickphasen, die mit der Arbeit am Computer einhergehen, können außerdem zu Kopfschmerzen, Übelkeit und mangelnder Konzentration führen.

Die Augenkoordination ist ein weiterer Faktor, der Bildschirmarbeit oft anstrengend macht. Wenn die Augen nicht genau auf der Bildschirmoberfläche konvergieren, sondern an einem Punkt vor oder hinter dem Bildschirm, wird eine leichte Verschwommenheit auftreten. Die Augen versuchen dann trotzdem, die Schrift auf dem Bildschirm zu fokussieren, und verwenden sehr viel Energie darauf. Das Ergebnis sind müde Augen und ein Konzentrationsverlust.

Während der Arbeit am Bildschirm blinzelt man viel weniger als normalerweise, denn durch das fortwährende starre Fokussieren der Bildschirmoberfläche bewegt man die Lider seltener. Dies führt zu trockenen Augen. Wenn der Bildschirm in der richtigen Höhe steht, kann man dies großteils verhindern:

Wenn man mit halb geschlossenen Augen leicht abwärts blickt, bekommt man weniger leicht trockene Augen.

Die meisten Sehprobleme, die auf Computerarbeit zurückzuführen sind, sind reversibel – besonders, wenn man sich frühzeitig darum kümmert. Ein bis zwei Dioptrien Kurzsichtigkeit wegzutrainieren ist relativ einfach. Mit mehr als zwei Dioptrien Kurzsichtigkeit wird die Arbeit am Bildschirm ohne Brille schwierig. Jemand mit zwei Dioptrien sieht bis 50 Zentimeter klar, doch wenn die Augen müde werden, macht sich die Sehschwäche dennoch bemerkbar, da er an der äußersten Grenze der Sehfähigkeit arbeitet.

Die meisten Sehprobleme sind reversibel

Dieses Buch soll Ihnen dabei helfen, Ihr Sehvermögen aus eigener Kraft wieder zu verbessern. Für die Durchführung mancher Übungen brauchen Sie bestimmte Sehtafeln. Da ein Buch natürlich nur über begrenzten Raum verfügt, wurden einige Tafeln auf mehrere Seiten aufgeteilt. Am einfachsten ist es, wenn Sie sich Kopien von diesen Sehtafeln anfertigen, die Sie an die Wand hängen können, um mit ihnen zu arbeiten. Die Snellen-Sehtafel (s. S. 18 – 21), den Astigmatismus-Spiegel (s. S. 33) sowie das Tibetische Rad (s. S. 35) können Sie auch von meiner Website herunterladen: www.vision-training.com/de.

Wie funktioniert das Auge?

Das Auge funktioniert in vieler Hinsicht wie eine Videokamera mit Autofokus. Die optischen Teile des Auges – die Hornhaut (Cornea) und die Linse – fokussieren das Bild und bilden es auf der lichtempfindlichen Netzhaut (Retina) scharf ab.

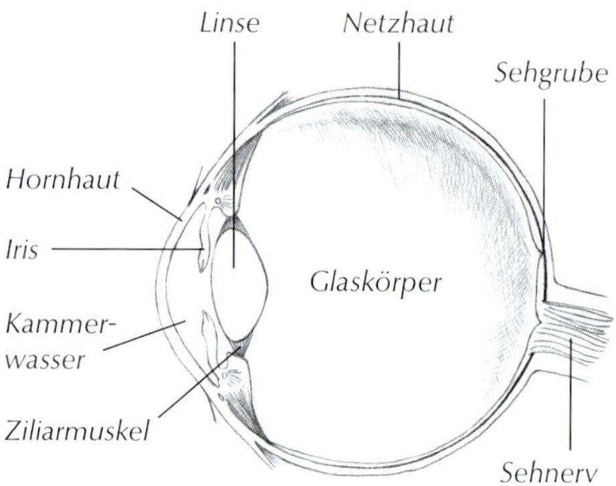

Die lichtempfindlichen Zellen der Netzhaut wandeln das Bild in elektrische Impulse um, die an das Gehirn weitergeleitet werden.

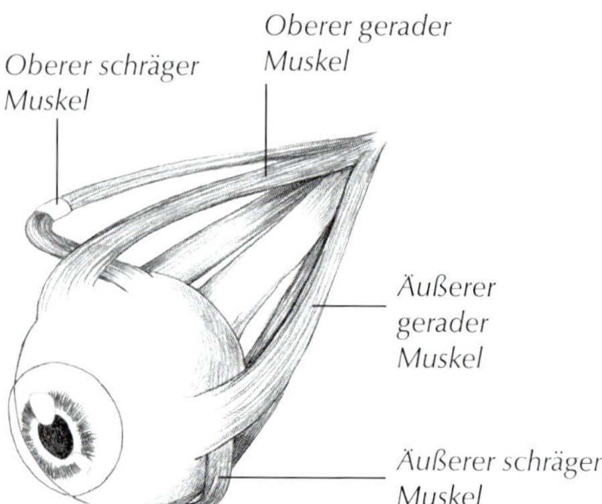

Der physiologische Teil des Sehens besteht aus Muskelaktivität. Die Akkommodation – der Fachausdruck für das Scharfstellen oder Fokussieren – wird hauptsächlich von den äußeren Augenmuskeln und der Hornhaut bewerkstelligt und nur zu einem geringen Teil von der Linse.

Da das Auge aus mehreren Membranen besteht, die durch den Augeninnendruck gedehnt werden, ist es sehr empfindlich gegenüber dem Druck, der von den äußeren Augenmuskeln ausgeübt wird. Kurzsichtigkeit (Myopie) zum Beispiel wird durch leichte Verlängerung des Augapfels verursacht. Jeder Millimeter, um den sich der Augapfel ausdehnt, erfordert ungefähr drei Dioptrien Korrektur. Sehtraining legt das Hauptaugenmerk auf die Koordination der Augen und darauf, die optimale Flexibilität im gesamten Muskelsystem rund um das Auge wieder herzustellen.

Die Koordination der Augen steht im Mittelpunkt des Sehtrainings

Allgemeine Sehprobleme

Unsere Augen sind dafür geschaffen, sich auf viele verschiedene Entfernungen einzustellen und dadurch etwas in nächster Nähe genauso gut zu erkennen wie etwas, das auf dem Boden liegt, oder etwas, das sehr weit entfernt ist. Die Augen sollten eigentlich rasch und ohne Anstrengung von einem Blickpunkt zum anderen springen können.

Büroarbeit und insbesondere Bildschirmarbeit bedeutet daher für die Augen großen Stress. Auf Dauer kann es zu folgenden Sehstörungen kommen:

Bei **Astigmatismus** (Stabsichtigkeit, Hornhautverkrümmung) handelt es sich um eine Art Brechungsfehler, bei dem ein punktförmiges Objekt strich- bzw. stabförmig abgebildet wird. Das führt zu einer verschwommenen Sicht auf alle Entfernungen. Durch Computerarbeit kann sich das Problem verschlimmern, dabei lässt sich Astigmatismus normalerweise ganz leicht korrigieren: Der Schlüssel heißt Entspannung.

Kurzsichtigkeit (Myopie) ist das häufigste Sehproblem. In diesem Fall rückt der Fernpunkt (der weiteste Punkt, bis zu dem Sie scharf sehen können) näher. Um dies zu kompensieren, setzt sich ein Kurzsichtiger näher an den Bildschirm heran. Kurzsichtigkeit von mehr als zwei Dioptrien (die klare Sicht liegt hier bei unter 50 Zentimetern) erfordert gezieltes Sehtraining, um die normale Sehfähigkeit wieder herzustellen, oder eine Brille, um die Distanz auszugleichen. Arbeit im Nahbereich, wie zum Beispiel Bildschirmarbeit, verschlimmert meist die Situation und die Kurzsichtigkeit nimmt kontinuierlich zu.

Arbeit im Nahbereich verstärkt Kurzsichtigkeit

Ungleichsichtigkeit (Anisometropie) bedeutet unterschiedliche Brechkraft der beiden Augen, d.h., ein Auge ist z.B. kurzsichtiger als das andere. Ungleichsichtigkeit kann aber auch bei Altersweitsichtigkeit auftreten, und zwar wenn die Lesedistanz beider Augen unterschiedlich ist. In jedem Fall strengt ungleiche Sehkraft die Augen an und kann zu Kopfschmerzen führen. Sehtraining ist sehr wirksam, um ein gleich gutes Niveau der Sehkraft auf beiden Augen zu erreichen.

Altersweitsichtigkeit (Presbyopie) oder die Notwendigkeit einer Lesebrille tritt typischerweise auf, wenn man etwa Mitte 40 ist. Anfangs ist es schwierig, klein Gedrucktes zu lesen. Dann rückt der Nahpunkt so weit hinaus, dass das Lesen schwierig wird. (Ihre Arme sind nicht mehr lang genug.) Wenn Sie schon eine Lesebrille tragen, ist sie möglicherweise nicht für die Arbeit am Computer geeignet, denn Lesebrillen werden für eine Entfernung von 35 Zentimetern angepasst, der Bildschirm ist jedoch üblicherweise 60 Zentimeter von den Augen entfernt. Das ist fast die doppelte Distanz und daher kann es die Augen anstrengen, mit einer Lesebrille zu arbeiten. Übrigens spricht Altersweitsichtigkeit besonders gut auf Sehtraining an.

Lesebrillen sind meist nicht für die Computerarbeit geeignet

Bei **Weitsichtigkeit** (Hyperopie, wörtlich Übersichtigkeit) ist der Nahpunkt (der Ihnen am nächsten liegende Punkt, ab dem Sie scharf sehen können) weiter entfernt als normal. Weitsichtigkeit kann bis zu einem gewissen Grad durch die Fähigkeit des Auges, Bilder scharf zu stellen, kompensiert werden. Weitsichtige ziehen es vor, weiter weg vom Bildschirm zu sitzen. Das weitsichtige Auge braucht mehr Flexibilität, um den Nahpunkt näher heranzubringen. Normalerweise ist der Nahpunkt 15 Zentimeter von den Augen entfernt. Sehtrainingsübungen können die normale Sehfähigkeit wieder herstellen.

Augenkoordinationsprobleme entstehen, wenn die beiden Augen nicht am Bildschirm konvergieren. Wenn sie erst hinter dem Bildschirm konvergieren, erscheint das Bild leicht verschwommen. Dasselbe geschieht, wenn die Augen vor dem Bildschirm konvergieren. Glücklicherweise kann man auch die Koordination der Augen durch Sehtraining leicht wieder herstellen.

Ihr Bildschirm

Sehen ist dynamisch und funktioniert normalerweise problemlos auf verschiedene Distanzen. Menschen, die gut sehen, lassen ihren Blick umherschweifen und können vom Gesamtbild augenblicklich auf ein Detail springen. Computer-User arbeiten gezwungenermaßen mit kurzem Sehabstand, darin liegt einer der Hauptgründe für Kurzsichtigkeit. Es ist jedoch durchaus möglich, die natürliche Sehkraft aufrechtzuerhalten und gleichzeitig ein Power-User zu bleiben. Dazu müssen Sie nur ein paar Grundsätze beachten.

Gute Sehkraft und Bildschirmarbeit schließen sich nicht aus

Die Bildschirmentfernung

Wenn wir auf irgendetwas in der Nähe blicken, tun unsere Augen zwei Dinge: Sie akkommodieren (Anpassung der Augenlinse), um zu fokussieren, und sie konvergieren (gleichzeitige Bewegung beider Augen nach innen Richtung Nase). Beides trägt zur Augenbelastung bei.

Die Augen haben bei Akkommodationsruhelage einen »Vorgabewert« der Fokussierentfernung, wo sie automatisch zur Ruhe kommen. Der Akkommodationsruhepunkt liegt bei etwa 50 Zentimetern.

Ohne genaue Konvergenz der Augen sehen wir Doppelbilder. Je näher das betrachtete Objekt, desto mehr Muskelenergie wird benötigt. Unser Sehsystem hat auch einen Vergenzruhepunkt. Dies ist die Entfernung, in der die Blickachsen der Augen konvergieren (zusammenlaufen), wenn sie kein bestimmtes Objekt fixieren. Sie beträgt durchschnittlich 125 Zentimeter, wenn man geradeaus blickt, doch nur etwa 80 Zentimeter, wenn man in einem Winkel von 30 Grad nach unten blickt.

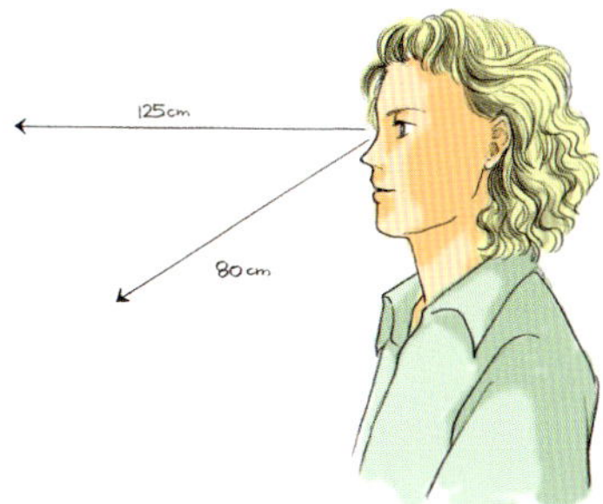

Die meisten Menschen empfinden es als angenehmer, wenn der Bildschirm weiter weg steht. Stellen Sie Ihren Bildschirm daher in Armeslänge oder noch weiter entfernt auf. Das ist für Ihre Augen besser.

Der vertikale Bildschirmwinkel

Ursprünglich dachte man, der bequemste Betrachtungswinkel läge 15 Grad unter der horizontalen Linie. Neuere Ergebnisse zeigen, dass dies bei der Fernsicht stimmen mag, bei Nah-

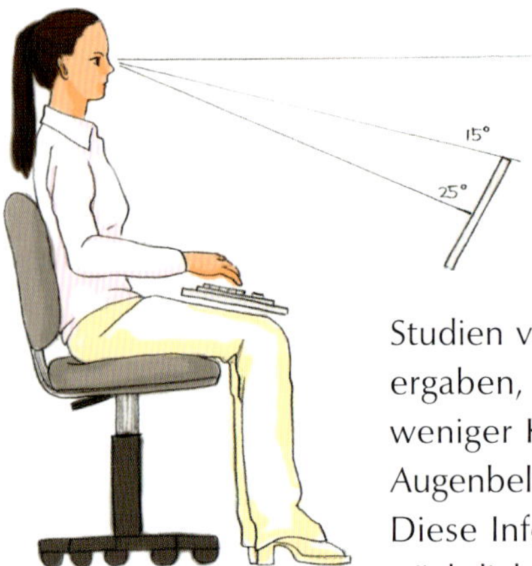

arbeit jedoch nicht zutrifft. Die ideale Position für den Bildschirm ist 20 bis 50 Grad unter der horizontalen Blicklinie (International Standards Organization, ISO, 1998). Studien von Tyrell und Leibowitz (1990) ergaben, dass ein niedriger Blickwinkel weniger Kopfschmerzen und geringere Augenbelastung bedeutet.

Diese Informationen könnten eine beträchtliche Umgestaltung Ihres Arbeitsplatzes erfordern. Wenn Sie allerdings mit einem Notebook arbeiten, so können Sie es einfach auf den Schoß legen, und schon haben Sie den optimalen Blickwinkel.

Die Bildschirmneigung

Beobachten Sie einmal, wie Sie eine Zeitschrift halten. Höchstwahrscheinlich werden Sie sie etwas von sich weg neigen. Gegenstände in der Ferne sind für den Betrachter eher in der oberen Hälfte des Sehfeldes angesiedelt, während nähere Gegenstände eher in der unteren Hälfte zu sehen sind. Die optimale Bildschirmneigung hängt von der persönlichen Vorliebe ab, beträgt jedoch im Allgemeinen etwa fünf Grad vom Körper weg.

Augentraining für Computer-User

Überprüfen Sie Ihre Sehfähigkeit

Kurzsichtigkeit

Es ist wichtig, Ihre Sehschärfe sowohl auf den Nahpunkt als auch auf den Fernpunkt hin zu überprüfen. Sie kennen wahrscheinlich den üblichen Sehtafeltest aus Ihrer Schulzeit oder vom Optiker, Optometristen oder Augenarzt. Die Sehtafel auf S. 18–21 ist speziell entworfen worden für eine Prüfentfernung von drei Metern. Am Rande jeder Zeile finden sich auf der linken und rechten Seite kleine Bruchzahlen. Wenn Sie z.B. die Zeichen der zweitletzten Zeile erkennen können, haben Sie eine Sehleistung von 100 Prozent oder 6/6 (im metrischen System) bzw. 20/20 (amerikanische Maßeinheit). Können bei gleich bleibender Entfernung erst die Zeichen der dritten Prüfzeile von unten erkannt werden, so entspricht das einer Verminderung der Sehschärfe um fünf Prozent. Jede Zeile höher entspricht einer Verringerung in der Sehschärfe um jeweils weitere fünf Prozent.

Die Snellen-Sehtafel dient der Überprüfung Ihrer Sehleistung

Snellen (metrisch)

6/133 E 20/400

6/120 **K R N** 20/200

6/48 **L V D** 20/160

6/37,5 **Z S H C** 20/125

Snellen (metrisch)

6/30	H S C R N	20/100
6/24	C H K R N	20/80
6/21	D C S P K E	20/70

6/18	H O N G D C V	20/60
6/15	O K G T N R C S	20/50
6/12	A U T O F A H R E N	20/40
6/7,5	B D C L K Z V S R O A	20/30
6/6,75	H K G A N O M P V E R	20/25
6/6	D U S I E H S T J E T Z T K L A R	20/20
6/4,6	D K N T W U L J S P X V R A H C F O Y Z G V	20/16

Wählen Sie also einen Ort, an dem gute Lichtverhältnisse herrschen, hängen Sie die Tafel an die Wand und messen Sie drei Meter ab. Stellen Sie sich jetzt an die Markierung und schauen Sie mit beiden Augen auf die Sehtafel. Welche Zeilen können Sie erkennen? Notieren Sie die unterste Zeile, in der Sie noch Buchstaben erkennen können. Sie müssen Sie nicht absolut klar sehen, sondern nur identifizieren können.

Anisometropie

Um zu testen, ob Sie an Anisometropie leiden, bedecken Sie ein Auge mit der Hand und stellen fest, welche Zeile auf der Sehtafel Sie noch lesen können. Dann machen Sie das Gleiche mit dem anderen Auge. Notieren Sie die Snellen-Werte, die Sie rechts von der jeweiligen Zeile sehen (20/xx):

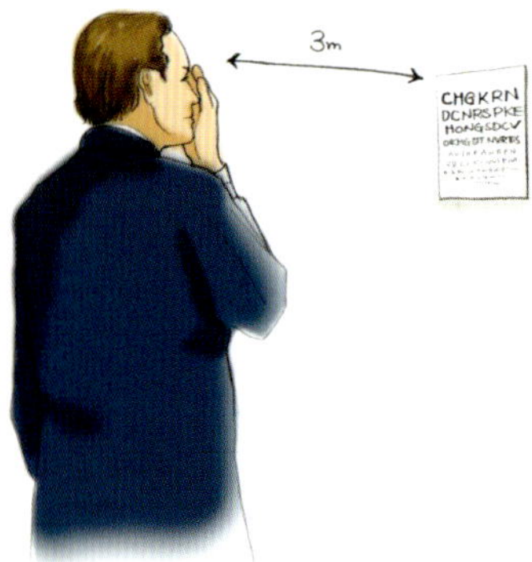

Linkes Auge: ______ Rechtes Auge: ______

Vergleichen Sie die Ergebnisse für beide Augen miteinander. Sollte es Unterschiede geben, sollten Sie diese Differenz korrigieren.

Presbyopie

Presbyopie (Alterssichtigkeit, sogenannte Altersweitsichtigkeit) bezeichnet die Notwendigkeit einer Lesebrille ab etwa 40. Es gibt zahlreiche Theorien, was dafür verantwortlich sein könnte. Keine davon kann das Phänomen jedoch zur Gänze erklären. Wenn Sie beim Lesen 20/20 Sehstärke haben, sollten Sie diese Zeilen lesen können:

20/50	A b C d E f G h I j K 1 3 5 7 9 2 4 6 8
20/40	A b C d E f G h I j K 1 3 5 7 9 2 4 6 8
20/30	A b C d E f G h I j K 1 3 5 7 9 2 4 6 8 Ihre Lesefähigkeit ist für die meisten Situationen ausreichend, Sie haben aber wahrscheinlich Schwierigkeiten, bei schlechtem Licht zu lesen.
20/25	A b C d E f G h I j K 1 3 5 7 9 2 4 6 8 Ihre Lesefähigkeit ist ziemlich gut – nur ein ganz kleines bisschen unter dem Optimum.
20/20	A b C d E f G h I j K 1 3 5 7 9 2 4 6 8 Gratulation! Sie haben auch im Nahbereich perfekte Lesefähigkeit.

Sehen Sie sich die Zeilen an und stellen Sie fest, welche Zeilen Sie aus einer normalen Leseentfernung lesen können. Überprüfen Sie auch, ob es zwischen den beiden Augen einen Unterschied gibt, indem Sie die Augen abwechselnd schließen. Notieren Sie das Ergebnis. Beachten Sie, dass die Lichtverhältnisse Ihre Lesefähigkeit beeinflussen!

Linkes Auge: ______ Rechtes Auge: ______

Normalerweise sollte es Ihnen möglich sein, die 20/20-Zeile zu lesen. Falls Sie damit Probleme haben, sollten Sie so bald wie möglich mit den Übungen beginnen (s. S. 43 – 45). Bei Presbyopie zielt das Sehtraining darauf ab, die Flexibilität der Augenmuskeln zu erhöhen und den Nahpunkt des Scharfsehens näher heranzubringen. Altersweitsichtigkeit spricht normalerweise sehr schnell auf Sehtraining an.

Chinesische Akupressur für die Augen

Die Energie wieder in Fluss bringen

Diese Übung hat das Ziel, die Energie in Ihren Augen und in Ihrem Kopf zum Fließen zu bringen. Sie beruht auf der uralten chinesischen Tradition der Akupunktur und ist besonders hilfreich, wenn Sie spüren, dass Ihre geistige Kraft nachzulassen beginnt. Sollten einige Druckpunkte empfindlich sein, heißt das, dass die Energie an diesen Punkten nicht besonders gut fließt. Die Massagebewegung bringt sie wieder in Fluss und Sie werden sich frisch und offen fühlen.

1. Legen Sie Ihre Daumenkuppen so nah wie möglich an die inneren Augenwinkel und drücken Sie nach oben. An dieser Stelle gibt es einen Punkt, der besonders empfindlich ist. Massieren Sie diesen sanft mit

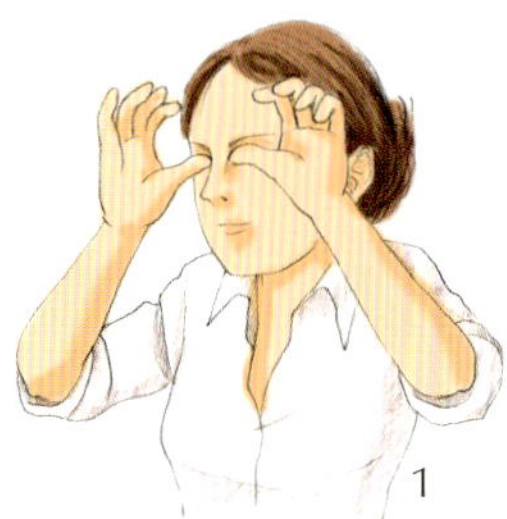

1

kreisenden Bewegungen oder üben Sie nur kurz Druck aus und lassen Sie dann wieder los.

2. Der zweite Punkt liegt links und rechts der Nasenwurzel – dort, wo Ihre Brille auf der Nase ruht. Legen Sie Daumen und Zeigefinger einer Hand gleichzeitig auf diese Punkte (so, wie Sie dies unbewusst sicher schon oft getan haben) und massieren Sie sie sanft mit kreisenden Bewegungen. Sie können die Punkte auch mehrmals rhythmisch pressen.
3. Der dritte Bereich liegt auf Höhe der Nasenflügel am unteren Rand der Wangenknochen, etwa eineinhalb Fingerbreit von den Nasenlöchern entfernt. Nehmen Sie je drei Finger und massieren Sie nahe der Nase sanft mit kreisenden Bewegungen.
4. Beim vierten Schritt legen Sie die Daumen wie bei Schritt 1 so nahe wie möglich an die inneren Augenwinkel. Massieren Sie entlang der Knochen oberhalb der Augen von innen nach außen. Dort liegen mehrere Akupunkturpunkte.

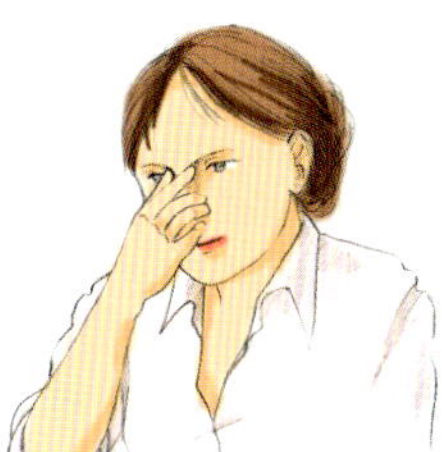

2

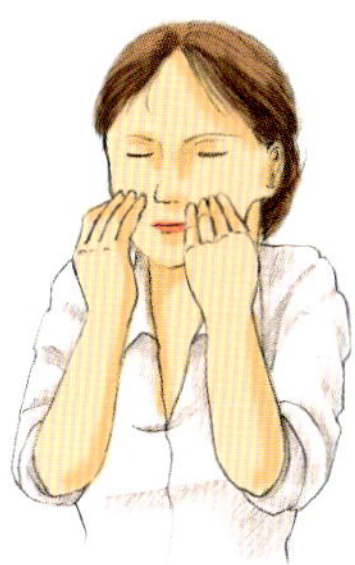

3

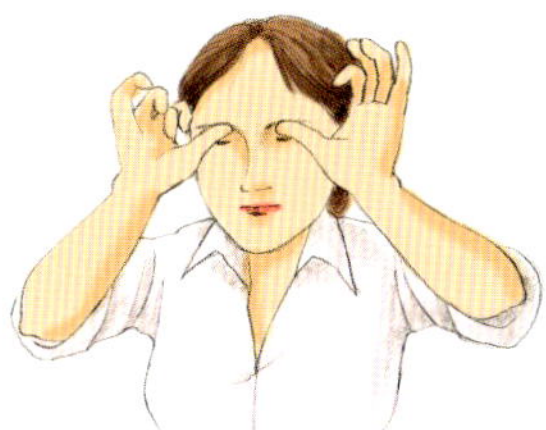

4

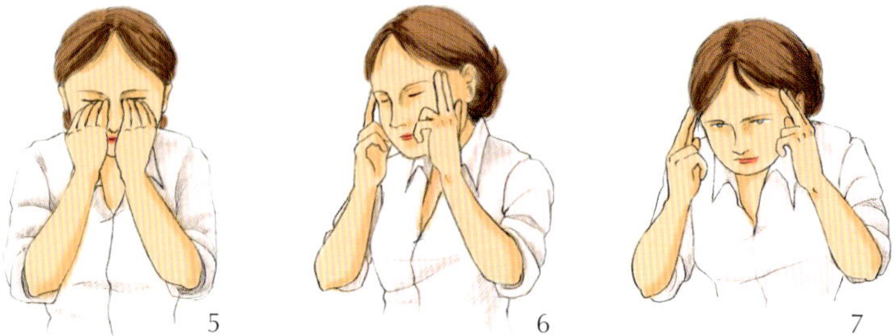

5 6 7

5. Nun massieren Sie die Knochen unterhalb der Augen. Legen Sie dazu je drei Finger an und wechseln Sie Druck und Loslassen miteinander ab. Oft spürt man dabei eine wunderbar erfrischende Kühle über den Augen, die darauf hinweist, dass die Energie in Fluss kommt.
6. Massieren Sie anschließend sanft mit Zeige- und Mittelfingern die äußeren Augenwinkel mit kreisenden Bewegungen.
7. Gehen Sie jetzt zum Haaransatz (in Augenhöhe) über. Verwenden Sie weiter Zeige- und Mittelfinger und massieren Sie sanft mit kreisenden Bewegungen.
8. Nun legen Sie die Finger oberhalb der Ohren auf. Spreizen Sie die Finger so, dass sie eine Linie über den Ohren bilden, und massieren Sie sanft mit kreisenden Bewegungen.
9. Beim neunten Schritt bewegen Sie Ihre Finger vom vorderen Haaransatz nach oben über den Kopf bis zum Scheitel, so als würden Sie Ihr Haar schamponieren. Üben Sie ein bisschen Druck aus, da dies die Energie in Bewegung bringt.

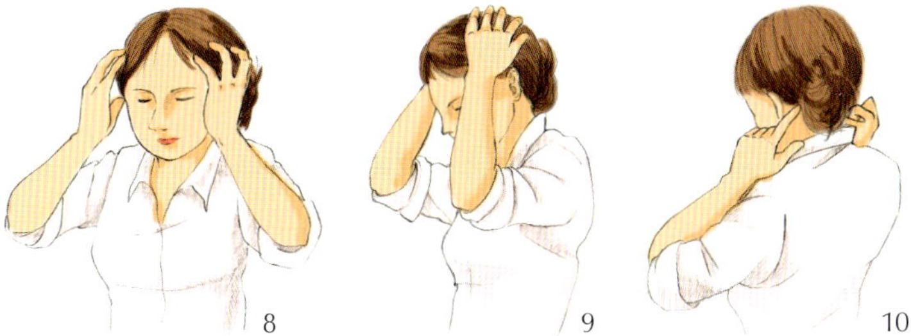

8 9 10

10. Der letzte Punkt liegt dort, wo die Nackenmuskeln und der Schädel aufeinandertreffen. Sie spüren dort, wo die Muskeln ansetzen, zwei leichte Erhöhungen. Massieren Sie zuerst dreimal von rechts nach links und dann in Kreisen von links nach rechts.

Sie können diese Übung machen, so oft Sie wollen. Sie werden spüren, wie Ihre Energie fließt, und Sie werden sich offener und klarer fühlen.

Sehtafelübungen für Computer-User

Für Menschen, die viel am Computer arbeiten, wurden eigens zwei Spezial-Sehtafeln entwickelt. Sie können sich eine davon aussuchen, je nachdem, welche Ihnen mehr zusagt, die mit den Zitaten (s. S. 29) oder die mit den Zahlen (s. S. 30). Bringen Sie die Tafel hinter dem Bildschirm an, sodass Ihre Augen von Zeit zu Zeit ein bisschen Bewegung bekommen,

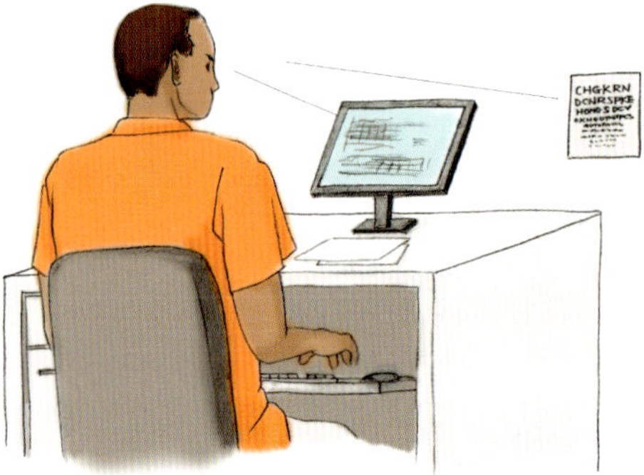

indem Sie auf die Tafel blicken.
Praktizieren Sie dabei die 20/20-Regel: Suchen Sie alle 20 Minuten 20 Sekunden lang nach den kleinsten Zeichen, die Sie auf der Tafel deutlich sehen können.
Wenn Sie mit den Zahlen arbeiten, suchen Sie den kleinsten Block, in dem Sie Ihren Geburtstag sehen können. Variieren Sie die Zahlen, nach denen Sie suchen, damit die Übung interessant bleibt. Sie können zum Beispiel nach der Zeit suchen oder nach irgendeiner Zahl, die Ihnen gerade in den Sinn kommt.
Der Nutzen der Übung besteht darin, dass Sie beginnen, Ihre Augen umfassender einzusetzen, statt sie nur auf den Bildschirm zu fokussieren.
Der Schlüssel zu guter Sehkraft liegt darin, die Augen so einzusetzen, wie die Natur es vorgesehen hat. Verändern Sie immer wieder Ihren Fokus und halten Sie Ihre Augen beweglich und Ihr Fokussiersystem flexibel. Wenn Sie aus Ihrem Büro eine gute Aussicht haben, blicken Sie alle 20 Minuten aus dem Fenster und suchen Sie 20 Sekunden lang in der größtmöglichen Entfernung nach dem kleinsten Detail, das Sie noch sehen können. Das wird Ihre natürliche, klare Sicht aufrechterhalten.

Nehmen Sie die Menschen wie sie sind, andere gibt's nicht. (Konrad Adenauer)

Es wird immer gleich ein wenig anders, wenn man es ausspricht. (Hermann Hesse)

Seien Sie vorsichtig mit Gesundheitsbüchern. Sie könnten an einem Druckfehler sterben. (Mark Twain)

Der Welt Allerweichstes überwindet der Welt Allerhärtestes. Das Nicht-Seiende durchdringt das Zwischenraumlose. Daraus erkenne ich den Wert des Nicht-Tuns. (Lao-tse)

Wissenschaftler sind Leute, die alles wissen, mehr aber auch nicht. (Paul Montal)

Die Geschichte lehrt die Menschen, dass die Geschichte die Menschen nichts lehrt. (Mahatma Gandhi)

Es ist das Einfache, das so schwer zu machen ist. (Bertolt Brecht)

Ein schräger Blick passt nicht zu einem geraden Herzen. (Chinesische Volksweisheit)

Wenn ihr abwascht, dann muss das Abwaschen das Wichtigste auf der Welt sein. Und wenn ihr Tee trinkt, dann muss das Teetrinken das Wichtigste auf der Welt sein. (Thich Nhat Hanh)

Man sieht nur mit dem Herzen gut, das Wesentliche ist für die Augen unsichtbar. (Antoine Saint-Exupéry)

Das Licht der Seele scheint durch das Fenster der Augen. (Charles Addon Spurgeon)

Die Geschichte lehrt dauernd, aber sie findet keine Schüler. (Ingrid Bachmann)

Wenn jedes Wesen den Mut aufbringt, seinen eigenen Weg zu gehen, dann wird die Welt erleuchtet sein. (Buddha)

Es ist unmöglich, witzig zu sein, ohne ein bisschen Bosheit. Die Bosheit eines guten Witzes ist der Widerhaken, der ihn haften lässt. (Richard B. Sheridan)

Mit fünfzig hat jeder das Gesicht, das er verdient. (George Orwell)

1 2 3 4 5 6 7 8 9 10
11 12 13 14 15 16 17 18 19 20
21 22 23 24 25 26 27 28 29 30
31 32 33 34 35 36 37 38 39 40
41 42 43 44 45 46 47 48 49 50
51 52 53 54 55 56 57 58 59 60

1 2 3 4 5 6 7 8 9 10
11 12 13 14 15 16 17 18 19 20
21 22 23 24 25 26 27 28 29 30
31 32 33 34 35 36 37 38 39 40
41 42 43 44 45 46 47 48 49 50
51 52 53 54 55 56 57 58 59 60

1 2 3 4 5 6 7 8 9 10
11 12 13 14 15 16 17 18 19 20
21 22 23 24 25 26 27 28 29 30
31 32 33 34 35 36 37 38 39 40
41 42 43 44 45 46 47 48 49 50
51 52 53 54 55 56 57 58 59 60

1 2 3 4 5 6 7 8 9 10
11 12 13 14 15 16 17 18 19 20
21 22 23 24 25 26 27 28 29 30
31 32 33 34 35 36 37 38 39 40
41 42 43 44 45 46 47 48 49 50
51 52 53 54 55 56 57 58 59 60

1 2 3 4 5 6 7 8 9 10
11 12 13 14 15 16 17 18 19 20
21 22 23 24 25 26 27 28 29 30
31 32 33 34 35 36 37 38 39 40
41 42 43 44 45 46 47 48 49 50
51 52 53 54 55 56 57 58 59 60

1 2 3 4 5 6 7 8 9 10
11 12 13 14 15 16 17 18 19 20
21 22 23 24 25 26 27 28 29 30
31 32 33 34 35 36 37 38 39 40
41 42 43 44 45 46 47 48 49 50
51 52 53 54 55 56 57 58 59 60

1 2 3 4 5 6 7 8 9 10
11 12 13 14 15 16 17 18 19 20
21 22 23 24 25 26 27 28 29 30
31 32 33 34 35 36 37 38 39 40
41 42 43 44 45 46 47 48 49 50
51 52 53 54 55 56 57 58 59 60

1 2 3 4 5 6 7 8 9 10
11 12 13 14 15 16 17 18 19 20
21 22 23 24 25 26 27 28 29 30
31 32 33 34 35 36 37 38 39 40
41 42 43 44 45 46 47 48 49 50
51 52 53 54 55 56 57 58 59 60

Astigmatismus

Astigmatismus wird durch ungleiche Spannung in den vier geraden Augenmuskeln verursacht. Normalerweise sind die Zugkräfte so beschaffen, dass die Hornhaut, der klare Teil des Auges, eine perfekte Kuppel bildet. Wenn ein oder mehr Muskeln mehr gespannt sind als andere, wird die Hornhaut oval gekrümmt und Sie haben Astigmatismus.

Die verformte Hornhaut produziert Schatten hinter den Buchstaben oder ein doppeltes Bild, wenn Sie lesen, da die Lichtstrahlen nicht in einem Brennpunkt auf der Netzhaut vereinigt werden. Die ungleiche Muskelspannung kann sich auf verschiedene Achsen auswirken. Die häufigste Form des Astigmatismus ist der »Astigmatismus nach der Regel«, bei dem die Brechkraft im vertikalen Meridian (12-Uhr/6-Uhr-Linie) stärker ist als im horizontalen Meridian. Seltener ist der »Astigmatismus gegen die Regel«, bei dem die Brechkraft der Hornhaut im horizontalen Meridian (9-Uhr/3-Uhr-Linie) stärker ist als im vertikalen.

Astigmatismus hat Schatten oder doppelte Bilder zur Folge

Man kann Astigmatismus in verschiedenen Winkeln (verschiedenen Achsenlagen) und in wechselnder Stärke haben oder in nur einem Auge. Meist beträgt der Astigmatismus weniger als eine Dioptrie. Dies wird als schwacher oder geringer Astigmatismus betrachtet. Zwischen ein und zwei Dioptrien ist er moderat und über zwei Dioptrien stark bzw. schwer. Astigmatismus ist weit verbreitet, lässt sich jedoch glücklicherweise durch Sehtraining leicht korrigieren.

Astigmatismus-Test

Um zu überprüfen, ob Sie an Astigmatismus leiden, blicken Sie auf den Astigmatismus-Spiegel auf der folgenden Seite.

Wenn Sie das Bild als Ganzes betrachten, sollten alle Linien gleich weit voneinander entfernt und in derselben Stärke und Farbe erscheinen. Wenn Sie einige dieser Linien deutlich stärker sehen als andere, haben Sie auf dieser Achse Astigmatismus. Die Achsen sind durch Zahlen am Rand gekennzeichnet. Bei manchen Menschen äußert sich Astigmatismus auch dadurch, dass sie einige der Linien in verschiedenem Abstand voneinander sehen.

Es kann auch vorkommen, dass sich Astigmatismus nur in bestimmten Entfernungen zeigt. Es ist daher wichtig, dies mit unterschiedlichen Abständen zu überprüfen – aber natür-

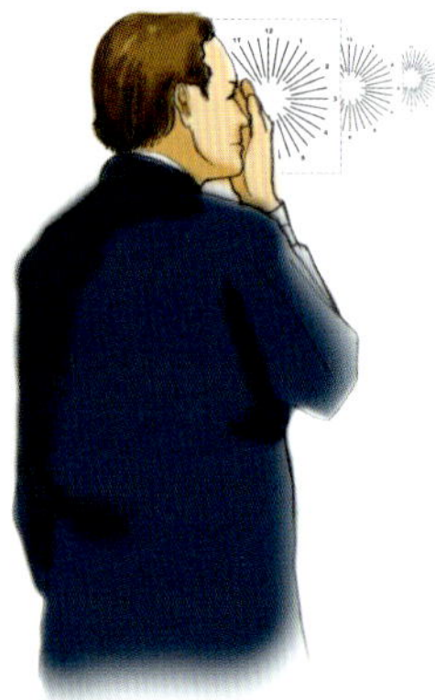

Testen Sie möglichen Astigmatismus für jedes Auge einzeln. Testen Sie für jedes Auge in unterschiedlichen Entfernungen, aber nur in dem Bereich, in dem Sie noch klar sehen.

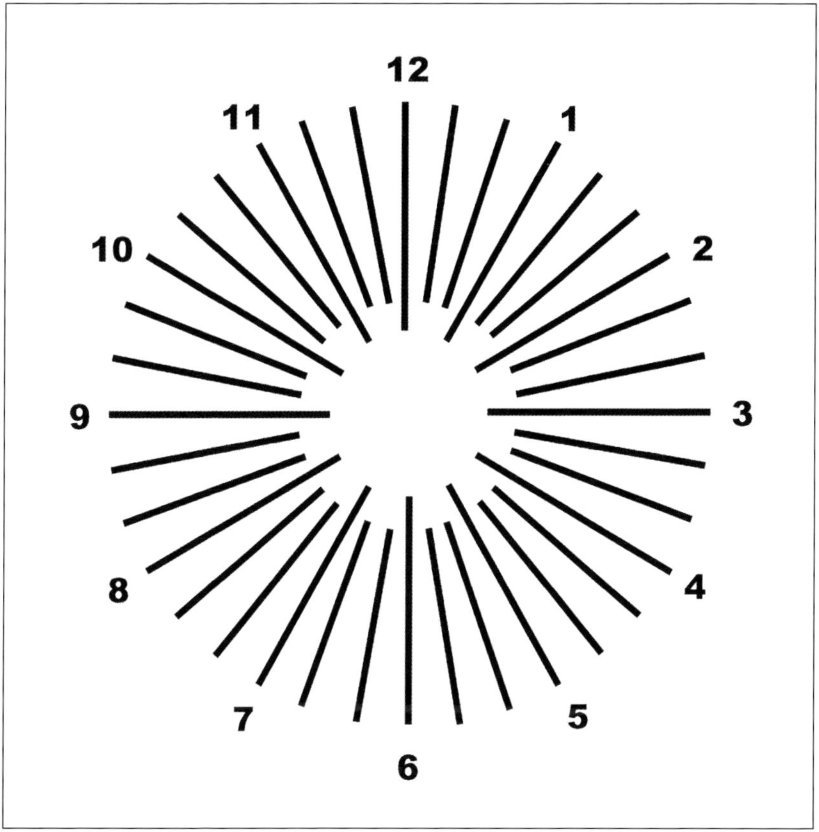

lich nur innerhalb des Bereichs, in dem Sie gut sehen, denn die Abbildung erscheint nicht korrekt, wenn Sie sie aus einer Entfernung betrachten, in der Sie nicht mehr klar sehen können. Überprüfen Sie mithilfe der Grafik nach jedem Übungsturnus Ihren Fortschritt. Wenn Sie alle Linien gleich weit voneinander

entfernt und gleich stark sehen, haben Sie keinen Astigmatismus mehr.
In den meisten Fällen werden Sie bereits nach wenigen Übungen eine Veränderung bemerken, manchmal allerdings auch erst nach einigen Tagen oder Wochen. Da man Astigmatismus ganz leicht mit Übungen beseitigen kann, sollten Sie diesen als Erstes angehen, wenn Sie unter verschiedenen Sehproblemen leiden.

Übung mit dem Tibetischen Rad

Die Augenmuskeln lockern und Anspannung beseitigen

Diese Übung dient der Lockerung und der Beseitigung der Anspannung, die Sie möglicherweise in Ihren Augenmuskeln haben. Es ist wichtig, dass Sie Ihre Atmung mit der Bewegung der Augen koordinieren, da dies die Wirkung der Übung enorm verstärkt, und dass Sie die Abbildung wirklich nahe an Ihre Nasenspitze halten. Indem Sie Ihre Augen in steilen Winkeln um die Scheibe bewegen, dehnen Sie Ihre Augenmuskeln, die dadurch langsam ihre normale Flexibilität zurückerlangen. Die Hornhaut Ihrer Augen wird allmählich ihre ursprüngliche Form annehmen. Zur Durchführung vergrößern Sie bitte das Tibetische Rad (S. 35) an einem Kopiergerät auf DIN A4.

1. Halten Sie das Tibetische Rad oder heften Sie die Tafel so an die Wand, dass der weiße Kreis im Zentrum in etwa zweieinhalb Zentimeter Entfernung, genau auf der Höhe

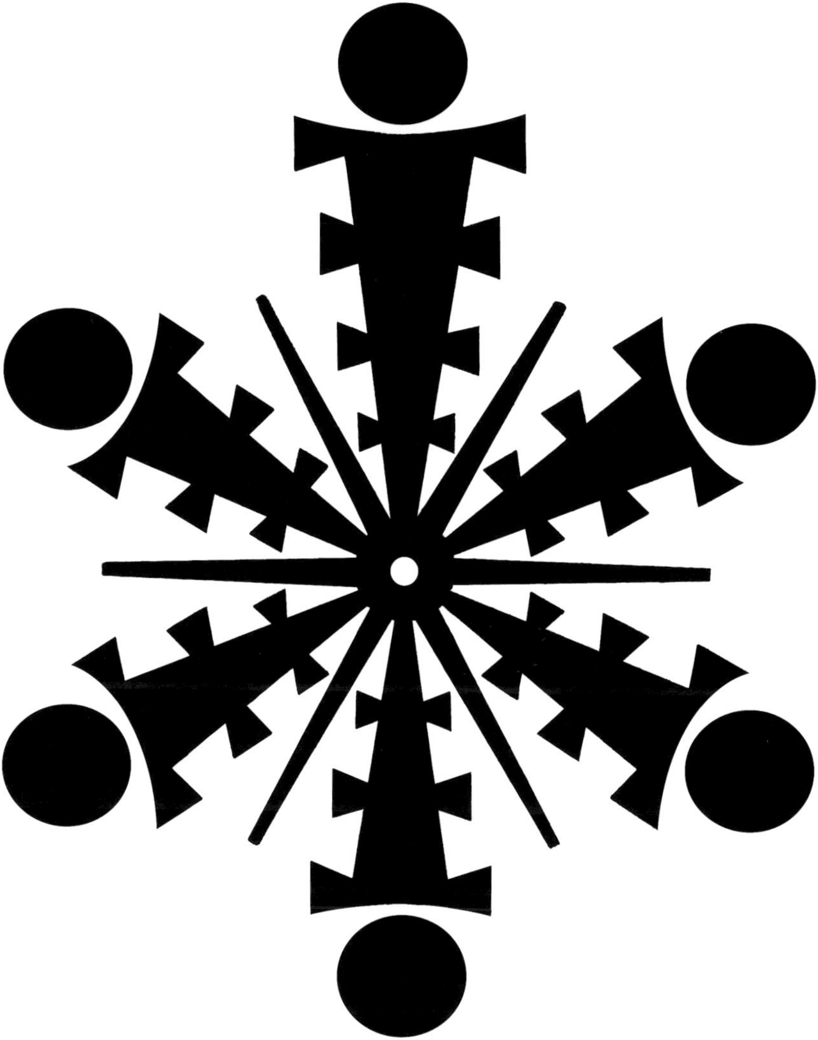

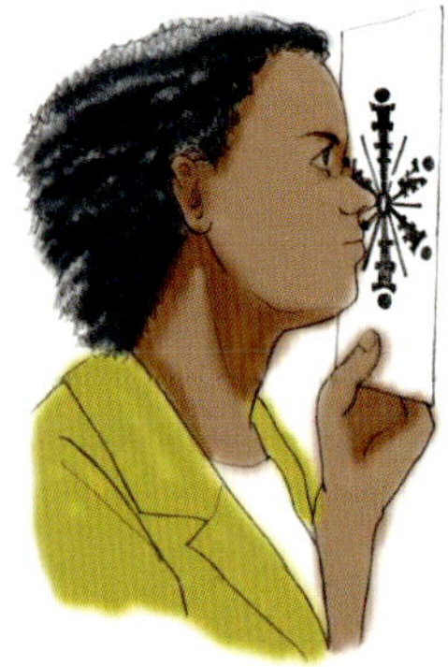

Ihrer Nasenspitze ist. Es macht nichts, sollten Sie die Abbildung nicht scharf sehen können – der Sinn der Übung ist, Ihre Augenmuskeln zu trainieren. Halten Sie den Kopf während der Übung still und bewegen Sie nur die Augen.

2. Beginnen Sie in der Mitte mit dem senkrechten Spieß, indem Sie, während Sie einatmen, mit den Augen von Stufe zu Stufe nach oben hüpfen, bis Sie den äußersten Punkt sehen können. Während Sie so langsam wie möglich ausatmen, bewegen Sie Ihre Augen in demselben Tempo von Stufe zu Stufe nach unten zum Zentrum und entspannen Ihren ganzen Körper. Bei den Geraden ohne Stufen gleiten Sie an einer Seite nach außen und auf der anderen wieder nach innen.
3. Bewegen Sie die Augen auf diese Weise zuerst im Uhrzeigersinn und dann entgegen dem Uhrzeigersinn um das ganze Tibetische Rad herum.
4. Führen Sie diese Übung viermal am Tag, mit mindestens zwei Stunden Pause zwischen den einzelnen Übungseinheiten durch.
5. Überprüfen Sie Ihre Fortschritte mithilfe des Astigmatismus-Spiegels (s. S. 33).

Manche Leute hören während dieser Übung gerne langsame Musik. Der Rhythmus verstärkt die entspannende Wirkung. Wie schon erwähnt, kann man Astigmatismus normalerweise sehr leicht durch diese Übung beseitigen. In vielen Fällen genügen ein paar Tage regelmäßiger Übung, um die normale klare Sicht wieder herzustellen. Sie haben Ihr Ziel erreicht, wenn Sie Ihre Augen mit Leichtigkeit in alle Richtungen bewegen und den Astigmatismus-Spiegel klar sehen können. Denken Sie auch daran, die Abbildung aus verschiedenen Entfernungen zu betrachten, besonders wenn Sie vor Beginn des Trainings eine Verzerrung beobachtet haben.

Astigmatismus lässt sich gut durch Sehtraining beseitigen

Die Übungen können nicht schaden, solange Sie die Augenmuskeln nicht überbeanspruchen. Setzen Sie sich nicht unter Druck. Atmen und blinzeln Sie während der Übung ganz natürlich und erlauben Sie Ihren Muskeln, ihre natürliche Flexibilität wiederzuerlangen.

Kurzsichtigkeit

Das Üben mit der Sehtafel

Wenn Sie nur geringfügig kurzsichtig sind, ist das beste Sehtraining die Arbeit mit der Sehtafel. Das Ziel dieser Übung besteht darin, sich auf der Sehtafel so weit wie möglich nach unten vorzuarbeiten.

Hängen oder stellen Sie Ihre Sehtafel (s. S. 18 – 21) dort auf, wo gute Tageslichtverhältnisse herrschen.

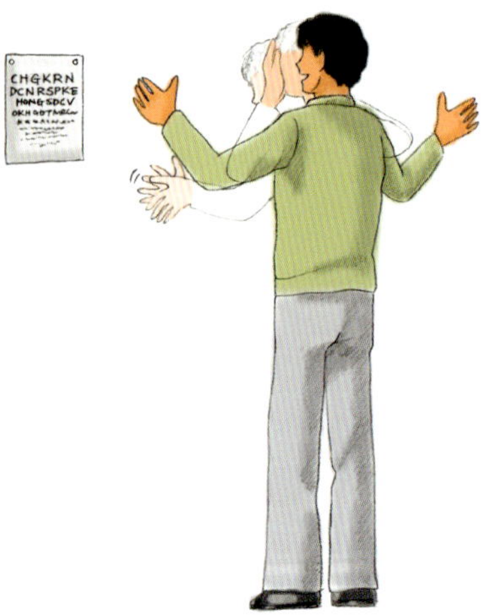

1. Stellen Sie sich drei Meter von der Tafel entfernt auf (sollte es Ihnen Schwierigkeiten bereiten, den letzten Teil zu sehen, stellen Sie sich näher heran) und lesen Sie Zeile für Zeile, so weit es ohne Anstrengung geht.
2. Nehmen wir einmal an, Sie können bis zur fünftletzten Zeile lesen. Sie werden feststellen, dass der letzte Buch-

stabe dieser Zeile ein N ist. Reiben Sie nun die Hände aneinander und legen Sie sie für 30 Sekunden auf Ihre geschlossenen Augen und stellen Sie sich das N vor. Dieses geistige Bild wird Ihnen helfen, den Buchstaben direkt darunter – ein A – zu sehen. Fahren Sie auf diese Art und Weise immer weiter nach unten fort.

3. Wenn Sie auf den letzten Buchstaben einer Zeile starren, werden alle Buchstaben dieser Zeile verschwimmen. Es hilft, wenn Sie Ihre Augen kurz schließen und den Blick dann auf den ersten Buchstaben richten. Wechseln Sie Blinzeln und Fokussieren ab, während Sie vom Anfang zum Ende der Zeile blicken. Sie werden alle Buchstaben dieser Zeile lesen können, wenn Sie Ihre Augen bei jedem Buchstaben kurz schließen.

Wenn Sie zu Beginn einen kürzeren Abstand zur Tafel gewählt haben sollten, bewegen Sie sich immer weiter von der Tafel weg, je mehr Zeilen Sie gut sehen können. Schließlich werden Sie die 20/20-Zeile aus drei Meter Entfernung lesen können. Sieht ein Auge besser als das andere (Anisometropie), so arbeiten wir zuerst mit dem schwächeren Auge. Das Ziel ist hier, in beiden Augen die gleiche Sehschärfe zu erreichen. Dann können wir die Übungen mit beiden Augen durchführen.

Bei Ungleichsichtigkeit wird zuerst mit dem schwächeren Auge geübt

Die kurze Schwingübung

Diese Übung wurde ursprünglich von Dr. Bates entwickelt. Das Ziel der Übung ist scharfes Sehen, sie ist aber auch ausgezeichnet dafür geeignet, eine Sehschärfe jenseits von 20/20 zu entwickeln.

Wenn Sie etwas, das Sie anschauen, scannen, indem Sie Ihren Blick langsam einige Male darüber schweifen lassen, entsteht die Illusion, dass sich der Bereich, über den Sie gerade schwingen, in die entgegengesetzte Richtung bewegt.

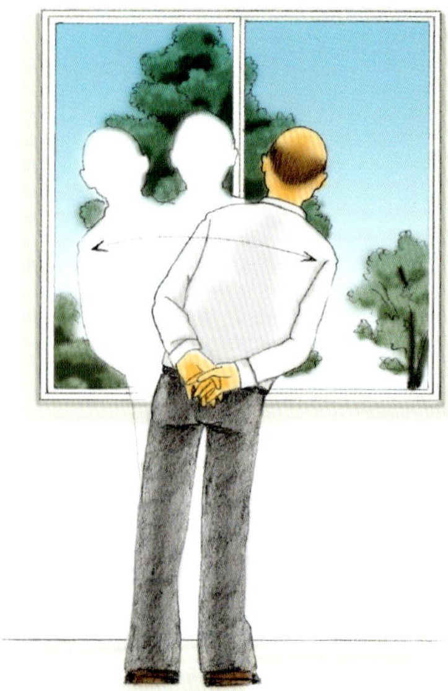

1. Wählen Sie auf der Sehtafel (s. S. 18–21) eine Zeile, die Sie so gut sehen, dass Sie die einzelnen Buchstaben identifizieren, jedoch nicht klar sehen können.
2. Schwingen Sie mit Ihrem Körper von einer Seite zur anderen, während Sie Ihre Augen im Gleichklang mit der Bewegung Ihres Körpers entlang der Zeile von einer Seite zur anderen gleiten lassen.
3. Lassen Sie Ihren Blick etwa dreimal die Zeile entlangglei-

ten, bevor Sie die Augen schließen und mit der Pendelbewegung des Körpers aufhören.

4. Wenn Sie sich zentriert fühlen, öffnen Sie Ihre Augen und schauen Sie spontan auf einen Buchstaben in der Zeile. Blicken Sie zuerst auf die Oberkante des Buchstabens und dann auf seine Unterkante.
5. Sie werden feststellen, dass der Buchstabe – wahrscheinlich sogar die ganze Zeile – nach dem Schwingen deutlich schärfer erscheint.

Experimentieren Sie mit dieser Übung. Sie können Ihren Blick über Straßen- und Nummernschilder, einzelne Wörter oder ganze Sätze gleiten lassen. Diese Übung können Sie während des Tages immer und immer wieder machen. Wenn Sie auf diese Weise schärfer sehen, dann können Sie das Schwingen auch einfach nur noch mit Ihren Augen ausführen.

Üben Sie mehrmals täglich

Die Nah-fern-Schwingübung

Dies ist eine sehr gute Übung, um Ihre Augen zu trainieren und Ihre Sehschärfe zu steigern.

1. Beginnen Sie die Übung damit, auf einen Gegenstand in der Nähe zu schauen. Sie können dazu auch die kurze Schwingübung machen, wenn Sie möchten.

2. Pendeln Sie jetzt von der Nähe in die Ferne, indem Sie auf verschiedene Dinge in immer größer werdender Entfernung blicken.
3. Führen Sie nun die kurze Schwingübung (S. 40) mit einem sehr weit entfernten Objekt aus.
4. Lassen Sie den Blick nun wieder zurückschweifen, über die Dinge, die Sie bereits betrachtet haben.
5. Führen Sie diese Schritte einige Male aus und Sie werden bemerken, dass Sie die betrachteten Gegenstände immer deutlicher und schärfer sehen.

Machen Sie es sich zur Gewohnheit, Gegenstände bewusst anzuschauen und das kleinste Detail zu finden, das Sie noch sehen können, ebenso wie Sie von Zeit zu Zeit auf die Sehtafel für Computer-User blicken (s. S. 29–30). Das wird Ihre Augen dazu anspornen, ihre Sehkraft weiter zu steigern.

Presbyopie

Presbyopie (Altersweitsichtigkeit) spricht sehr gut auf Sehtraining an. Die folgenden Übungen sind darauf ausgerichtet, Ihre Fähigkeit wiederzuerlangen, klein Gedrucktes nahe den Augen und auch auf Armeslänge zu lesen. Wichtig ist außerdem, die Koordination Ihrer Augen sowohl in Leseentfernung als auch in der Entfernung, in der normalerweise Ihr Bildschirm steht, zu testen.

Den Nahpunkt des Scharfsehens näher heranbringen

Um Ihren Nahpunkt zu finden, blicken Sie auf diesen Absatz. Bringen Sie den Text so nahe heran, dass Sie ihn noch klar sehen können. Dort ist Ihr Nahpunkt des Scharfsehens. Wenn dieser Punkt mehr als 15 Zentimeter von Ihren Augen entfernt ist, müssen Sie ihn näher heranbringen. Um dies zu erreichen, bewegen Sie den Text ein winziges Stück näher, sodass er zu verschwimmen be-

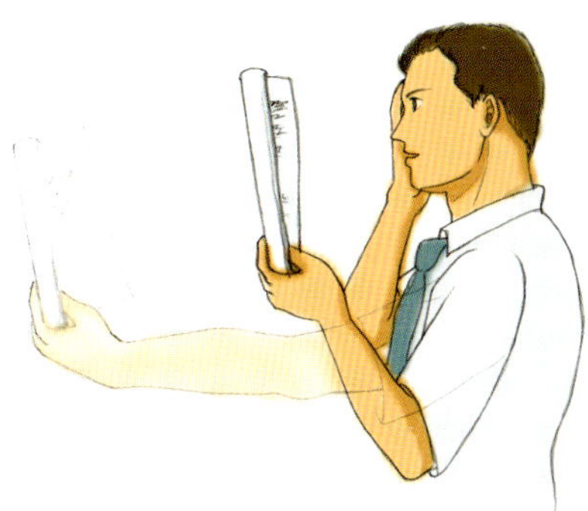

ginnt. Bewegen Sie nun den Text vorwärts und rückwärts wie eine Zugposaune und Sie werden feststellen, dass Ihre Augen anfangen, näher zu fokussieren.

Bringen Sie die Nahsicht beider Augen in Einklang

Stellen Sie fest, ob Ihre Augen gleich gut sehen

Vielfach besteht zwischen den beiden Augen eine Differenz im Nahpunkt. Überprüfen Sie den Gleichklang Ihrer Augen, indem Sie auf diesen Absatz blicken. Platzieren Sie den Text so, dass Sie ihn mit beiden Augen klar sehen können. Schließen Sie Ihr linkes Auge. Wenn Sie nun den Text bewegen müssen, damit er klar bleibt, dann ist der Nahpunkt der beiden Augen unterschiedlich. Probieren Sie dasselbe mit dem anderen Auge.

Um die Leseentfernung der beiden Augen einander anzugleichen, schließen Sie das Auge, das die geringere Lesedistanz hat. Bewegen Sie den Text, bis Sie ihn klar sehen können, und schwenken Sie ihn dann vorwärts und rückwärts. Der Text wird nun auch aus größerer Nähe klar erscheinen. Wiederholen Sie das, bis beide Augen dieselbe Lesedistanz haben.

Klein Gedrucktes lesen

Mit dieser Übung trainieren Sie Ihre Augen darauf, immer kleiner werdende Zeichen zu erkennen, und entspannen dabei automatisch Ihr Sehsystem. Nehmen Sie die Übungstafel bei Presbyopie (am Anfang des Buches) und üben Sie bei gutem Tageslicht.

1. Drehen Sie die Seiten um, sodass die Schrift verkehrt ist.
2. Lassen Sie Ihre Augen entlang den weißen Zwischenräumen in einer Zickzacklinie zwischen den gedruckten Zeilen hin und her wandern, bis Sie am Ende der Seite angelangt sind.
3. Während Sie mit den Augen die Zeilen entlangfahren, stellen Sie sich vor, dass der Hintergrund strahlend weiß ist, wie Sonnenlicht, das von Wasser oder Schnee reflektiert wird.
4. Wenn Sie am Ende der beiden Seiten angelangt sind, drehen Sie diese wieder um, sodass Sie den Text lesen können, und stellen Sie fest, wie viele Absätze mit kleinem Druck Sie lesen können.
5. Ihr erstes Ziel ist es, den untersten Absatz aus jeder Entfernung lesen zu können. Fahren Sie fünf Minuten lang fort, mit den Augen zwischen den Zeilen hin und her zu gleiten, oder bis Sie beim kleinsten Druck angelangt sind.

Posaunenübung

Wenn Sie den kleinsten Absatz (oder den zweitkleinsten) lesen können, beginnen Sie, den Text vorwärts und rückwärts zu bewegen (wie eine Zugposaune), bis Sie den kleinen Druck von Armeslänge bis 15 Zentimeter von Ihren Augen lesen können. Sie brauchen Reservekapazität, damit es nichts ausmacht, wenn Sie müde werden und der Nahpunkt weiter weg zu wandern beginnt. Schließlich sollten Sie noch das Lesen von kleinem Druck unter verschiedenen Lichtbedingungen üben.

Weitsichtigkeit

Die Übungen bei Weitsichtigkeit zielen darauf ab, eine höhere Flexibilität des visuellen Systems zu erreichen, indem Sie möglichst kleine Schrift aus nächster Nähe lesen. Wenn Sie schon seit langer Zeit Plusgläser zur Korrektur der Weitsichtigkeit tragen, wirkt möglicherweise fast alles verschwommen, außer wenn Sie auf große Schrift schauen. Auch in diesem Fall hilft die Posaunenübung.

Die Flexibilität steigern

Die Posaunenübung für Weitsichtige

Suchen Sie sich eine Schriftgröße auf der Sehtafel (s. S. 18–21), die Sie klar sehen können. Dann bewegen Sie das Buch von sich weg und wieder auf sich zu, als ob Sie posaunen würden. Nach mehrmaligem Hin- und Herbewegen des Buches werden Sie feststellen, dass die entsprechende Textzeile jetzt auch mit weniger Abstand klar zu sehen ist.

Fahren Sie mit der Hin- und Herbewegung fort, bis Sie mit dem Buch näher und näher kommen. Dann gehen Sie zur nächstkleineren Zeile über.

Schließlich erreichen Sie die unterste Zeile und können dann zur größten Schrift der Übungstafel bei Presbyopie übergehen.

Augenkoordination

Manchmal kann es vorkommen, dass man ein Problem damit hat, die Augen nach innen zu drehen, um die Bilder des rechten und des linken Auges zu einem einzigen zu verschmelzen. Man erlebt dies als Verschwommenheit, manchmal können die Buchstaben auch hohl erscheinen. Das Problem entsteht, wenn die äußeren Augenmuskeln zu angespannt sind und dadurch die Augen daran hindern, sich nach innen zu drehen.

Angespannte Augenmuskeln führen zu verschwommenem Sehen

Während des Lesens müssen die Augen sowohl auf der Oberfläche des Papiers konvergieren als auch über die Zeilen gleiten, um Text zu lesen.

Die Kreisübung

Die nun folgende Übung ist darauf ausgerichtet, die richtige Fusion für die Leseentfernung zu erreichen.

1. Halten Sie das Kreisdiagramm (s. S. 49 oben) nahe an Ihre Augen. Sie werden in der Mitte einen dritten Kreis sehen, der von Ihrem Gehirn erschaffen wird, indem es das rechte

und das linke Bild miteinander verschmelzen lässt. Die Kreise müssen perfekt übereinanderliegen. Jede Abweichung deutet auf ein Problem hin. Wenn Sie das R und das L sehen, ist die Fusion Ihrer Augen nicht vollständig.

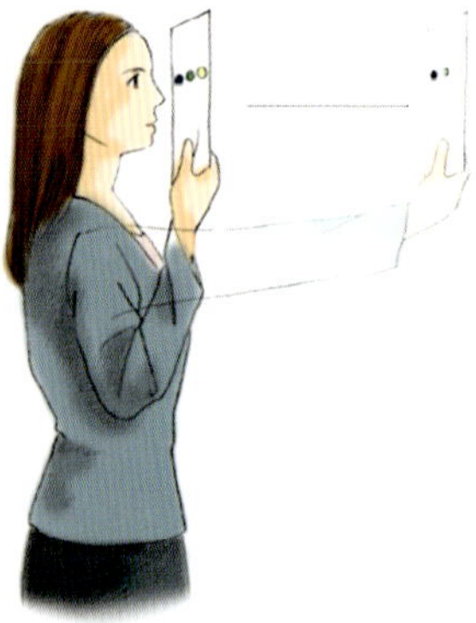

2. Beginnen Sie nun langsam, das Blatt von sich weg zu bewegen, während Sie mit den Augen die Fusion aufrechterhalten. Sobald die Kreise beginnen, sich auseinanderzubewegen, halten Sie an und erlauben Ihrer Vorstellungskraft, Signale an Ihre Augen zu senden, um eine Korrektur vorzunehmen und eine vollständige Fusion zu entwickeln.
3. Sie sollten in der Lage sein, die drei Kreise aus jeder Entfernung, von Armeslänge bis ganz nahe, sehen zu können.
4. Zuletzt schauen Sie die perfekten Kreise an, blicken dann weg und wieder auf die Kreise. Es sollte Ihnen gelingen, jedes Mal, wenn Sie Ihre Augen zurück auf das Diagramm lenken, augenblicklich die drei perfekt geformten Kreise zu sehen.
5. Am Anfang kann diese Übung schwierig oder ermüdend sein, eventuell kann sie sogar leichtes Kopfweh verursachen. Gehen Sie daher langsam vor und machen Sie ein Spiel daraus. Allmählich werden Sie mit Leichtigkeit unter beinahe allen Bedingungen lesen können.

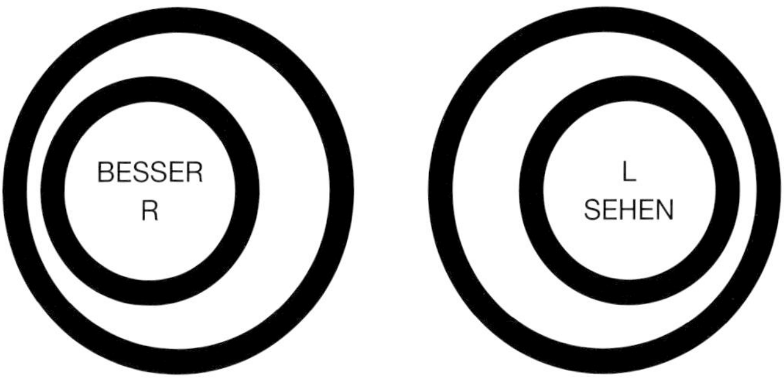

Und das sollten Sie sehen:

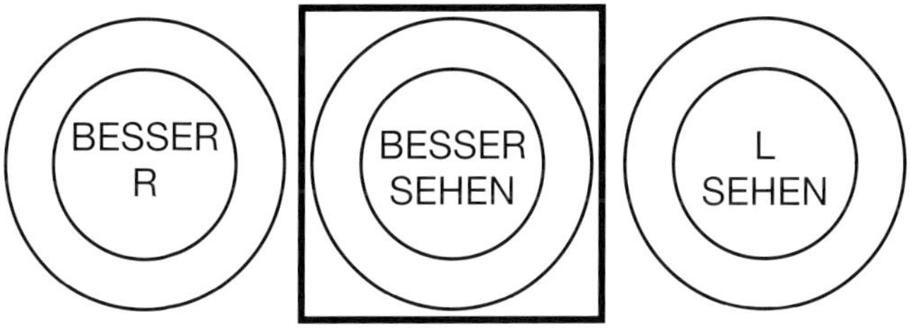

Blaues Licht kann Ihren Augen schaden

Immer mehr Menschen verbringen den Großteil des Tages damit, auf einen Monitor oder ein Display zu starren. Wenn man von einem Blatt Papier liest, wird das Licht in die Augen reflektiert, doch wenn man auf einen digitalen Bildschirm blickt – sei es auf ein Smartphone, ein Tablet oder einen Computermonitor –, schaut man direkt in die Lichtquelle.

Das menschliche Auge kann das Spektrum zwischen kurzwelligem blauem Licht ab etwa 400 nm (Nanometer) und langwelligem rotem Licht bis etwa 750 nm wahrnehmen. Je kürzer die Wellenlänge, umso höher die Frequenz und umso energiereicher das Licht. Die sogenannten Zapfen, also jene lichtempfindlichen Sinneszellen der Netzhaut, mit denen wir Farben wahrnehmen können, bestehen dabei aus drei verschiedenen Arten mit unterschiedlicher Empfindlichkeit: „Rotrezeptoren" reagieren auf den langwelligen Bereich des roten Lichts (maximale Wellenlänge 564 bis 580 nm), „Grünrezeptoren" decken den mittleren Wellenlängenbereich des grünen Lichts ab (maximale Wellenlänge 534 bis 555 nm) und „Blaurezeptoren" reagieren besonders empfindlich auf die kurzen Wellenlängen des blauen Lichts (maximale Wellenlänge 420 bis 440 nm). Darauf beruht

die trichromatische Farbwahrnehmung – das gleiche Prinzip, wie es bei Fernsehern und Computern Anwendung findet.
Damit Bildschirme hell und die Farben möglichst bunt erscheinen, erhöhen Hersteller den blauen Anteil des Farbspektrums. Wird bei der Arbeit und in der Freizeit andauernd in grelles, bläuliches Licht geblickt, bedeutet das für das Auge, auf lange Zeit gesehen, irreversible Schäden. Beim Betrachten sehr heller Bildschirme mit hohem Blauanteil werden die lichtempfindlichen Zellen geschädigt. Die phototoxischen Effekte summieren sich und führen zu langfristigen Schäden, am häufigsten zur Makuladegeneration, die im schlimmsten Fall zur Erblindung des betroffenen Auges führt.

Auf digitalen Bildschirmen ist der blaue Anteil des Farbspektrums erhöht

Wie Sie sich vor Blaulichtschäden schützen können

Licht mit hohem Blauanteil hält uns auch wach, weil unser Gehirn dieses Licht als Tageslicht interpretiert und folglich die Melatonin-Ausschüttung hemmt. Deshalb bieten Betriebssysteme mittlerweile einen Nachtmodus, für den man wärmere Farben und die Ein- und Ausschaltzeit auswählen kann. Es gibt auch Software, die die Tageszeit berücksichtigt und Blautöne gegen Abend zunehmend filtert, wobei das Display von leicht gelblich bis zunehmend in Orange-Rot-Tönen erscheint. In beiden Fällen wird man zwar abends müde, dies verhindert jedoch nicht, dass tagsüber Blaulichtschäden auftreten.

Gelbfilter blockieren blaues Licht, daher können Sie zum Schutz eine gelb getönte Brille tragen, dadurch werden jedoch alle blauen Farbtöne gefiltert. Eine bessere Lösung ist es, nur die schädlichen hohen Frequenzen zu filtern. Es gibt Blaulichtfilter-Schutzfolien für Bildschirme, die nur jene blauen Lichtfrequenzen blockieren, die Ihre Augen schädigen können. Um 440 Nanometer ist die Sensitivität der Netzhaut gegenüber photochemischem Stress am höchsten.

Ich arbeite auf allen meinen digitalen Bildschirmen mit Blaulichtfiltern, seit sie auf dem Markt sind. Ich bemerkte fast sofort, dass die Augenbeanspruchung auch nach vielen Stunden Bildschirmzeit nicht mehr spürbar war. Natürlich darf man bei der Bildschirmarbeit nicht auf das Blinzeln vergessen und sollte öfters einmal den Blick einfach schweifen lassen.

Anhang

Nahrung für die Augen

Vitamine

Drei Vitamine sind besonders wichtig für die Augen:

Vitamin C ist wichtig für eine gesunde Augenlinse. Die Hornhaut, die Linse und die Glaskörperflüssigkeit (Humor vitreus) enthalten die höchste Konzentration an Vitamin C im gesamten Körper. Dieser hohe Vitamin-C-Spiegel ist lebensnotwendig, um Oxidation durch freie Radikale zu verhindern, denn wenn in diesem Bereich eine Kettenreaktion erst einmal beginnt, führt das über kurz oder lang zu grauem Star (Trübung der Augenlinse/Katarakt).

Rauchen – auch passives Rauchen – verbraucht Vitamin C. Untersuchungen zeigen, dass Vitamin C das Risiko eines Katarakts effizient reduziert.

Besonders viel Vitamin C ist in Zitrusfrüchten enthalten.

Vitamin A ist ein lebensnotwendiges Element für die Funktion der Netzhaut, da es zum Aufbau von Sehpurpur benötigt wird, der die Umwandlung von Lichtquellen in Nervenenergie bewirkt. Vitamin A ist außerdem ein wichtiger Faktor beim Nacht-

sehen. Man hat festgestellt, dass ein klarer Zusammenhang zwischen Nachtblindheit und einem Mangel an Vitamin A in der Ernährung besteht. Ein bestimmter Vorrat an Vitamin A ist daher sehr wichtig für das optimale Funktionieren der Augen.
Arbeit bei Neonlicht und am Bildschirm beschleunigt den Verbrauch von Vitamin A.
Vitamin A kommt in orangem und grünem Gemüse vor.
Vitamin B2 (Riboflavin) steht sowohl mit der Lichtempfindlichkeit als auch der Nährstoffversorgung der Linse in Zusammenhang. Vitamin B sollte immer als Komplex eingenommen werden, da das Zusammenspiel der verschiedenen B-Vitamine sehr wichtig ist. Vitamin B kommt in dunkelgrünem Gemüse vor.

Trockene Augen

Trockene Augen hängen häufig mit Computerarbeit zusammen, da der Lidschlag seltener wird und die Augen dadurch leichter trocken werden. Bildschirmarbeit ist jedoch nur einer der Gründe für trockene Augen. Rauchen, zu viel Kaffee, Kontaktlinsen, Klimaanlagen und trockene Hitze, all das trägt zur Entstehung von trockenen Augen bei. Doch auch zahlreiche Medikamente können zu trockenen Augen führen – z. B. Antibiotika, Blutdruckmittel, Antidepressiva, Antihistaminika, Antibabypillen, Appetitzügler, Mittel gegen Magengeschwüre und Diuretika.

Empfohlene Nahrungsergänzung bei trockenen Augen:

Dorschleberöl	3 Esslöffel täglich	hat viel Vitamin A, befeuchtet die Augen
Coenzym Q10	80 mg pro Tag	Antioxidans
Nachtkerzenöl	3000 mg täglich vor dem Schlafengehen	essenzielle Fettsäuren regen die Durchblutung an
Vitamin A	25 000 IE täglich als Tropfen direkt in die Augen	erhält die Feuchtigkeit der Augen
Vitamin B6	50 mg pro Tag	reguliert die Leberfunktion
Vitamin C	1500 mg täglich	Antioxidans

Meiden Sie Margarine, Gebackenes und Frittiertes sowie gesättigte Fettsäuren im Allgemeinen.
Darüber hinaus sollten Sie auch die Lidschlagfrequenz erhöhen, indem Sie bewusst öfter blinzeln. Normalerweise blinzelt man etwa 21 Mal pro Minute. Beispielsweise können Sie immer dann blinzeln, wenn Sie am Ende eines Satzes einen Schlusspunkt sehen. Computer-User vergessen oft zu blinzeln und die Lidschlaghäufigkeit verringert sich auf bis zu siebenmal pro Minute. Das kann zu Trockenheit, Rötung, Brennen oder Jucken der Augen führen – besonders, wenn man Kontaktlinsen trägt.

Beleuchtung und Bildschirm

Umgebungslicht

Das beste Raumlicht in einem Büro ist indirekte Deckenbeleuchtung, die ein diffuses Licht gleichmäßig über den Raum verteilt. Helle Strahlen reflektieren meist unangenehm auf den Bildschirmen.

Ergänzende Schreibtischbeleuchtung

Die Schreibtischlampe sollte einen Dimmer haben, damit Sie die Helligkeit Ihren jeweiligen Bedürfnissen anpassen können. Halogenlampen geben ein strahlendes Licht, das man gut mit den meisten anderen Bürobeleuchtungen mischen kann.

Bildschirm

Bildschirmart: Je größer der Bildschirm, umso besser.
LCD-Bildschirme sind wohltuender für die Augen als Röhrenbildschirme mit CTR-Technologie. Es ist wichtig, einen guten Bildschirm zu haben, insbesondere, wenn Sie den gesamten Tag an ihm arbeiten.
Bildschirmentfernung: In verschiedenen Tests empfanden es Teilnehmer als angenehmer, wenn der Bildschirm weiter weg von ihnen stand. Stellen Sie Ihren Bildschirm in Armeslänge oder sogar noch weiter entfernt auf, soweit das praktisch auf Ihrem Arbeitstisch machbar ist.

Vertikaler Bildschirmwinkel: Die ideale Position für den Bildschirm ist 20 bis 50 Grad unter der horizontalen Blicklinie; dies führt u.a. zu weniger Kopfschmerzen und einer wesentlich geringeren Augenbelastung.

Bildschirmneigung: Achten Sie einmal auf den Neigungswinkel einer Zeitschrift, wenn Sie ganz entspannt darin lesen. Das könnte ein wichtiger Hinweis für den Bildschirmneigungswinkel sein. Die optimale Bildschirmneigung hängt von der persönlichen Vorliebe ab.

Die optimale Entfernung vom Bildschirm

Bildschirmgröße		Sehentfernung
15"	VGA	60 cm
17"	SVGA	70 cm
19"	XGA	80 cm
21"	XGA	80 cm
24"	Großbildschirm	100 cm

Literatur

Aaras, A./Fostervold, K.R.O./Thoresen, M./Larsen, S.: *Postural load during VDU work: a comparison between various work postures,* Ergonomics (1997), Vol 40 (11).

American Optometric Association: *Special Report: the efficacy of optometric vision therapy,* Journal of the American Optometrist Association (1988), Vol 59, S. 95–105.

Angart, L.: *Vergiss deine Brille,* München 2004.

Angart, L.: *Wieder lesen ohne Brille,* München 2009.

Angart, L.: *Kinder brauchen keine Brille,* München 2012.

Ankrum, D.R.: *Viewing Distance at Computer Workstations,* Workplace Ergonomics (1996), Vol 2 (5), S. 10–13.

Ankrum, D.R./Nemeth, K.J.: *Posture, Comfort and Monitor Placement,* Ergonomics in Design (1995), April, S. 7–9.

Arndt, R.: *Working posture and musculoskeletal problems of video display terminal operators,* Review and Reappraisal American Ind. Hygiene Association (1983).

Burastero, S.: *Managing VDT-Related Musculoskeletal Disorders,* American Occupational Health Conference 1993. Atlanta, Georgia (April 1993).

Jaschinski-Kruza, W.: *On the preferred viewing distances to screen and document at VDU workplaces,* Ergonomics (1990), Vol 33 (8), S. 1055–1063.

Jaschinski-Kruza, W.: *Visual strain during VDU work: the effect of viewing distance and dark focus,* Ergonomics (1988), Vol 31 (10), S. 1449–1465.

Owens, D.A./Wolf-Kelly, K.: *Near Work, Visual Fatigue, and Variations of Oculomotor Tonus,* Investigative Ophthalmology and Visual Science (1987), 28, S. 743–749.

Rea, M.S.: *Solving the Problem of VDT Reflections,* Progressive Architecture (Oktober 1991), S. 35–40.

Tittiranonda, P./Burastero, S./Wei, E./Rempel, S.: *Work Postures and Musculoskeletal Discomfort Among VDT Users,* Department of Energy Safety and Health Meeting, Denver, Colorado (1995).

Tsubota, K./Nakamori, K.: *Dry Eyes and Video Display Terminal,* New England Journal of Medicine (1993), Vol 328 (8), S. 584.

Turville, K.L./Psihogios, J.P./Ulmer, T.R./Mirka, G.A.: *The effects of video display terminal height on the operator: a comparison of the 15° and 40° recommendations,* Applied Ergonomics (1998), Vol 29 (4), S. 239–246.